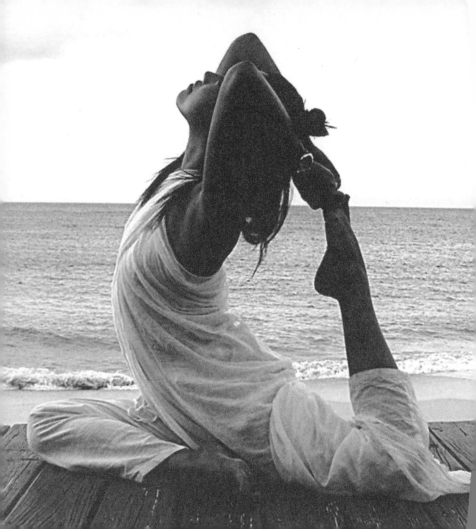

Yoga para tu salud

Grupo **ROBIN BOOK**

Barcelona - México
Buenos Aires

Yoga para tu salud

Eric Baxter

© 2011, Ediciones Robinbook, s. l., Barcelona

Diseño de cubierta e interior: Cifra
Fotografía de cubierta: iStockphoto

ISBN: 978-84-9917-096-1
Depósito legal: B-7576-2011

Impreso por Egedsa
Rois de Corella 12-16
08205 Sabadell (Barcelona)

Impreso en España - *Printed in Spain*

Índice

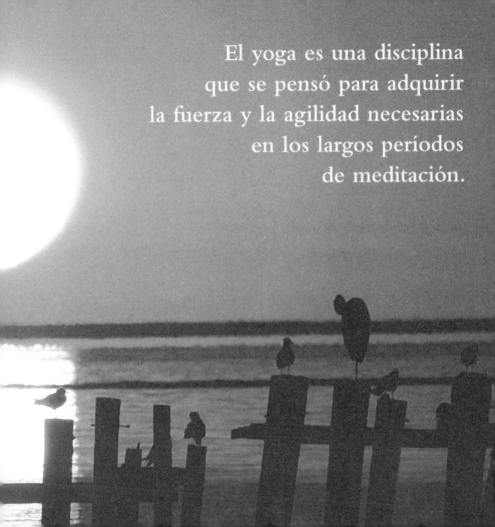

El yoga es una disciplina
que se pensó para adquirir
la fuerza y la agilidad necesarias
en los largos períodos
de meditación.

Introducción

El yoga («unión» en sánscrito) es un antiguo sistema de disciplinas que procura, entre otras cosas, conseguir una armonía entre el cuerpo y la mente, así como entre el individuo y el mundo que le rodea. La práctica de esta ciencia elimina progresivamente los dolores físicos y emocionales indeseables, pues el desarrollo interior que conlleva así como el bienestar físico y mental obtenido, hace que aumente nuestro aprecio por la vida.

Equilibra a las personas en todos sus aspectos (cuerpo, mente y emociones) a través del movimiento, el mantenimiento de posturas, la respiración, la relajación y la meditación.

Las posturas
La finalidad de las posturas de yoga se pensó, en un principio, para adquirir la fuerza y la agilidad necesarias para resistir los largos períodos de meditación. Estas crean un cuerpo fuerte y sano, favoreciendo al mismo tiempo un conocimiento corporal que colabora con otros aspectos del yoga. Aunque lo que no hay que olvidar es que las posturas debes realizarlas con una actitud de amor y aceptación hacia ti y hacia los demás.

La respiración

En la realización de las posturas se requiere una respiración adecuada. Esta actúa como puente entre la mente y el cuerpo; es más, se puede conseguir una gran tranquilidad sentándose en silencio y concentrándose en la respiración.

La relajación

Si logras relajarte mientras practicas las posturas significa que has logrado el cambio. La liberación de las tensiones no se produce de manera mecánica, por eso, las posturas debes realizarlas con plena conciencia y favorecer con ello la relajación. Como todas las demás, la relajación es una técnica que debe aprenderse, pero si la alcanzas obtendrás una técnica eficaz para conseguir liberar la tensión, el agotamiento y el estrés.

La meditación

Con la meditación alcanzas asimismo, el descanso para la mente. Sentir el movimiento y estiramiento de cada músculo, y tener presente lo que se está haciendo te permite ser consciente de tu naturaleza profunda u original, directamente y sin intermediarios, lo cual aporta de inmediato buena salud y autorrealización.

· · ·

En este libro, además de un montón de posturas con las que irás adquiriendo agilidad a medida que las practiques, dispones de los «Puntos positivos». Ya sabes que el yoga, en términos generales, proporciona innumerables beneficios, pues rejuvenece nuestras células y nuestro cerebro aportándole más oxígeno y consiguiendo con ello que su rendimiento sea más alto; mantiene los niveles de cortisol a raya, con lo cual conseguimos reducir el estrés y descansar mejor, gracias también a la calma y serenidad que alcanzamos. Por otro lado, sus técnicas de respiración asociadas a las posturas ayudan a nuestro sistema cardiovascular… ¡ah y segregamos endorfinas!, lo cual nos proporciona una gran sensación de placer. Pues bien, si además de todo esto los puntos positivos te permiten saber qué parte o partes del cuerpo se verán claramente beneficiadas, entonces creo y espero que este libro sirva para acercarte de manera práctica y amena al arte y a la ciencia de esta disciplina milenaria.

En fin, podría seguir hablándote de las maravillas del yoga, pero bueno, en realidad, lo mejor que puedo hacer es permitir que tu cuerpo lo experimente en carne propia poniéndote cuanto antes manos a la obra.

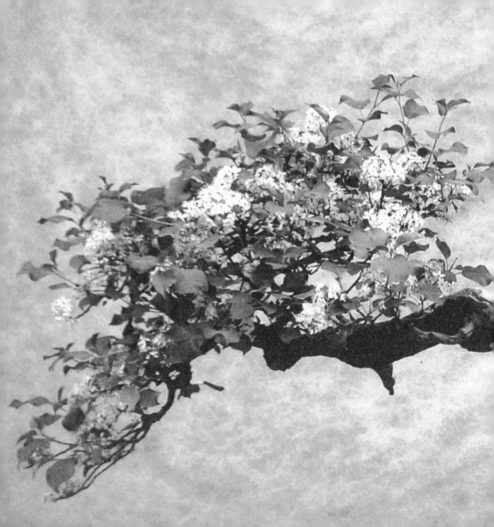

Al practicar yoga tu cuerpo adquiere más salud, fortaleza y libertad para seguir el flujo natural de la vida.

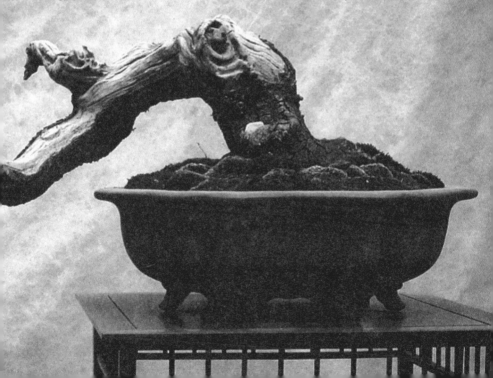

1 La respiración suave

A partir de una posición cómoda sentada, de rodillas o tumbada, relaja la cara, los hombros, las mandíbulas, el cuello y después el resto del cuerpo. Con los ojos cerrados inspira lentamente por la nariz y nota cómo se ensanchan las costillas. Mantén la postura un momento y espira de forma lenta y uniforme. Puedes empezar con cinco respiraciones (así evitarás marearte); mantén durante un segundo y aumenta hasta cinco. Luego, progresivamente alcanza las veinte.

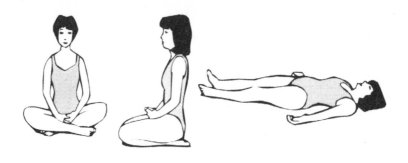

Puntos positivos

- Desarrolla la conciencia y el control de la respiración.
- Fortalece los pulmones y alivia las afecciones bronquiales.
- Efectúa un masaje en el corazón.
- Contribuye a un estado de calma y serenidad.
- Ayuda a tranquilizar la mente.
- Fortalece el sistema inmunológico.

2 Supino
Savasana

Túmbate con los talones ligeramente separados, los brazos al lado del cuerpo con las palmas hacia arriba. Cierra los ojos. En cada respiración siente que cada parte del cuerpo se relaja. Concéntrate en la respiración mientras dejas recaer todo el peso del cuerpo en el suelo. Empieza con cinco minutos hasta alcanzar progresivamente los veinte.

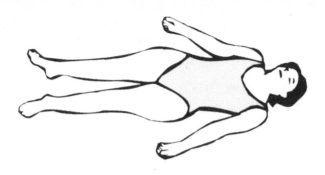

Puntos positivos

• Se consigue un descanso absoluto para el cuerpo y la mente.

• Rejuvenece el cuerpo cansado.

• Relaja el sistema muscular y nervioso.

• Es un excelente antídoto para el estrés.

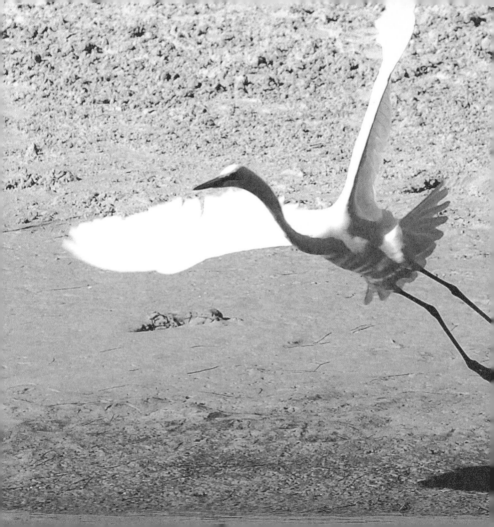

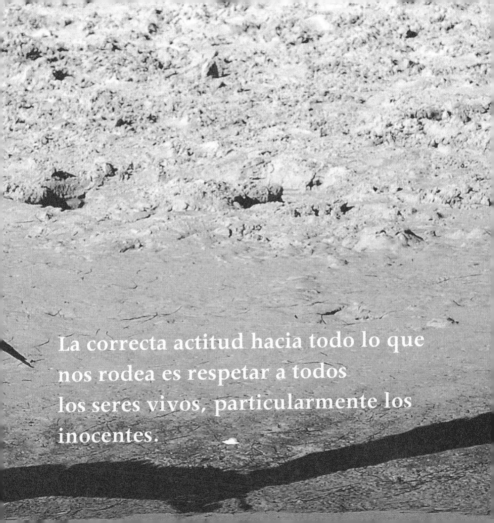

La correcta actitud hacia todo lo que
nos rodea es respetar a todos
los seres vivos, particularmente los
inocentes.

3 Balanceo del tronco

Túmbate boca arriba con las rodillas flexionadas y separadas a una distancia igual a la anchura de las caderas. Coloca los brazos a la altura de los hombros y las palmas hacia arriba. Seguidamente pon la planta del pie derecho sobre la pierna izquierda, justo por encima de la rodilla. Inspira, y al espirar gira lentamente hacia la izquierda mientras vuelves la cabeza hacia la derecha. Vuelve las rodillas al punto inicial y repite el ejercicio hacia el otro lado. Mantén dos respiraciones a cada lado hasta que progresivamente alcances las cinco.

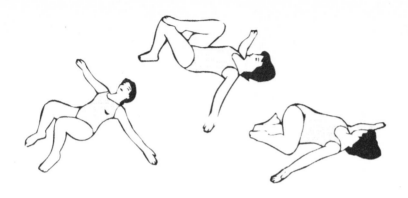

Puntos positivos

- Alivia la tensión de la base de la columna.
- Ajusta las vértebras.
- Alivia el dolor de espalda.
- Te proporciona descanso tras el esfuerzo de largos períodos
  de pie.

4 Inclinación de la pelvis

Túmbate boca arriba con las rodillas flexionadas y los pies en el suelo cerca de las nalgas, separados a la misma anchura que tus caderas. Los brazos junto con las palmas hacia arriba, al lado del cuerpo. Inspira y empuja el cóccix contra el suelo, notando un ligero arco en la base de la columna. Espira y pega la espalda al suelo; nota cómo el hueso pubiano se curva hacia arriba.

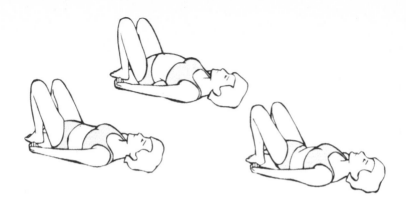

Puntos positivos

- Tonifica los órganos pelvianos, sobre todo el aparato reproductor urinario.
- Libera la tensión de la base de la columna.
- Resulta útil en caso do problemas menstruales.
- Es eficaz en lesiones de cóccix y vejiga débil.
- Previene el prolapso.

5 Nariz a la rodilla
Pavanmuktasana

Túmbate boca arriba con las piernas rectas y los brazos y palmas hacia arriba, relajados. Inspira, y al espirar flexiona la pierna derecha hasta llegar hasta el pecho; para ello ayúdate rodeando la rodilla con los brazos y al mismo tiempo levanta la cabeza hasta intentar tocar la rodilla con la nariz. Al inspirar vuelve la pierna al suelo y relájala. Vuelve a hacerlo con el otro lado. Hazlo dos veces y aumenta hasta cinco.

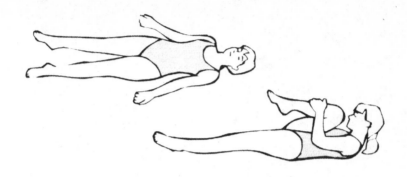

Puntos positivos

• Elimina los gases.
• Favorece la perístole por medio de un masaje que hace
  ascender el colon al apretar a la derecha y lo hace descender al
  apretar a la izquierda.
• Masajea los órganos abdominales.

Se puede conseguir una gran
situación de tranquilidad
sentándose en silencio
y concentrándose
en la respiración.

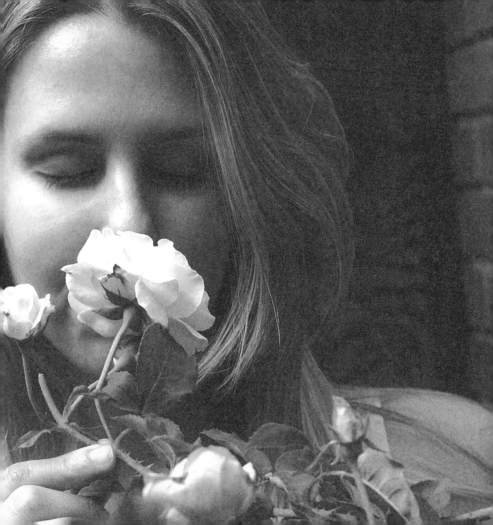

6 Bicicleta

Túmbate en posición de supino. Flexiona las rodillas levantando los pies del suelo y respira normalmente. Efectúa movimientos de pedaleo en el aire, describiendo con los pies un círculo lo más amplio posible. Después pedalea en el sentido opuesto. Hazlo cinco veces y auméntalo hasta cincuenta. Trata de no tensar el cuello y asegúrate de que la espalda permanece relajada y plana contra el suelo.

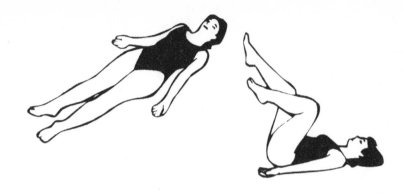

Puntos positivos

- Drena los capilares y venas de las piernas.
- Estimula la circulación.
- Fortalece los músculos de las piernas.
- Tonifica los músculos abdominales y los de la parte inferior de la espalda.

7 Elevaciones de las piernas

Túmbate boca arriba con las piernas estiradas. Haz que las rodillas y los tobillos se toquen. Estira los brazos y relájalos con las palmas de las manos hacia abajo. Inspira, y al espirar levanta la pierna derecha lo más recta posible, pero sin forzarla. Mantén la respiración normal durante cinco segundos, y al inspirar baja lentamente la pierna. Repite el ejercicio con el otro lado. No utilices los músculos del cuello.

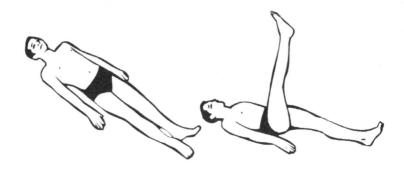

Puntos positivos

- Fortalece los músculos de la parte inferior de la espalda.
- Fortalece y tonifica los músculos abdominales

8 Abdominales

Túmbate con las rodillas y los pies planos en el suelo separados a la misma distancia que la anchura de tus caderas. Apoya las manos sobre los muslos. Inspira y cuando espires, tensa los músculos abdominales, levanta la cabeza y los hombros del suelo, e intenta llegar con la mano izquierda a la rodilla derecha. Inspira y ve bajando la cabeza hacia el suelo. Repite el ejercicio con el otro lado. Empieza haciéndolo cinco veces y alcanza las diez progresivamente. No hagas este ejercicio si tienes problemas con el cuello.

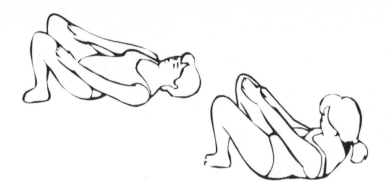

Puntos positivos

• Fortalece los músculos de la parte inferior de la espalda.

• Fortalece y tonifica los músculos abdominales.

• Efectúa un masaje en los órganos abdominales.

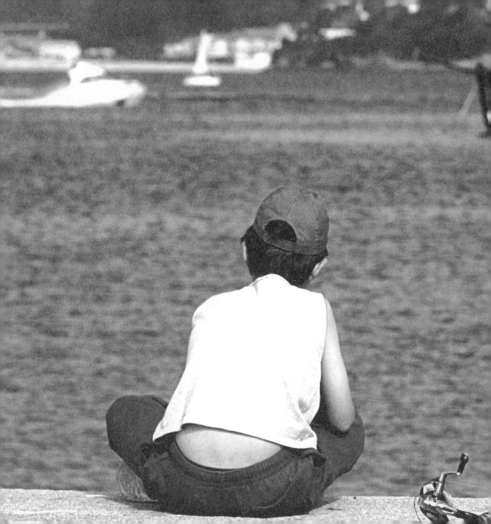

Procura estar bien
contigo mismo cada minuto
de tu día y de tu vida.

9 Puente con los hombros
Kandharasana

Túmbate boca arriba con las rodillas flexionadas y los pies planos cerca de las nalgas. Separa las rodillas a la misma anchura que tus caderas, estira los brazos al lado del cuerpo, con las palmas hacia abajo. Inspira y levanta lentamente las caderas del suelo, todo lo máximo que puedas. Mantén la posición durante la inspiración y cuando espires, estira la columna lentamente hacia el suelo, empezando por los hombros y manteniéndolos junto con el cuello relajados. Si quieres desarrollar fuerza, mantente durante dos minutos. Para mantener flexibilidad, repite el ejercicio de cinco a diez veces.

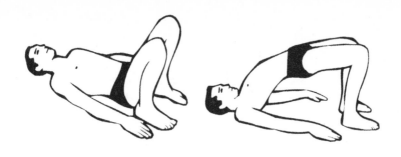

Puntos positivos

- Te proporciona masaje en los riñones y en los órganos pelvianos.
- Estira los músculos de los muslos.
- Alivia el dolor de espalda.
- Fortalece los músculos de la espalda y de las piernas.
- Favorece la flexibilidad de la columna.

10 El pez fácil

Túmbate boca arriba con las piernas juntas y estiradas. Pega los brazos al cuerpo y pon las manos debajo de las nalgas con las palmas hacia abajo. Inspira al arquear el pecho y apóyate en los codos. Al descender la cabeza hacia el suelo espira. Mantén la postura respirando profundamente. Respira con normalidad cuando vuelvas las manos a los lados y deslices la cabeza suavemente por el suelo hasta la posición inicial. Realiza el ejercicio durante treinta segundos hasta que alcances progresivamente los dos minutos. No realices este ejercicio en caso de hipertensión. Tampoco lo hagas si tienes problemas con el cuello.

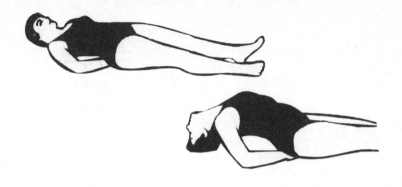

Puntos positivos

• Ensancha el pecho y facilita una respiración completa.

• Regula la actividad tiroidea.

• Reduce la papada.

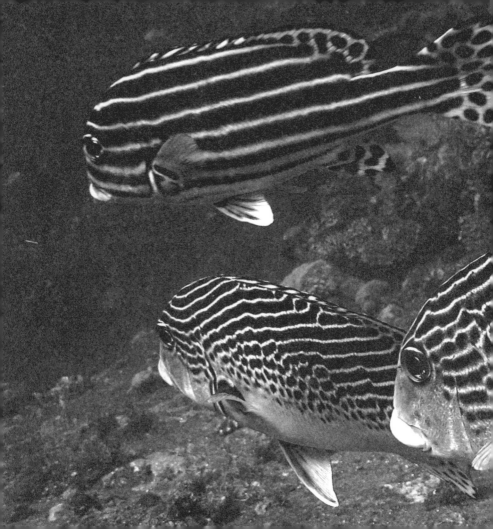

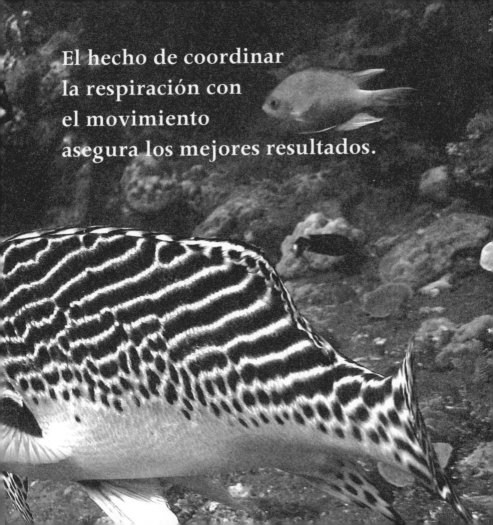

El hecho de coordinar
la respiración con
el movimiento
asegura los mejores resultados.

11 Estiramiento celestial

Ponte de pie, con los pies paralelos y ligeramente separados; los brazos a los lados del cuerpo, relajados. Cuando inspires, levanta los brazos por encima de la cabeza y entrecruza los dedos. Gira las manos y estira las palmas hacia el techo. Espira y flexiona el costado derecho a partir de la cadera. El brazo izquierdo mantenlo pegado a la oreja. vuelve a inspirar y estira la espalda hacia el techo. Espira de nuevo haciendo la operación hacia el otro lado. Finalmente, relaja los brazos a los lados. Repite el ejercicio hasta cinco veces, empezando con dos veces a cada lado.

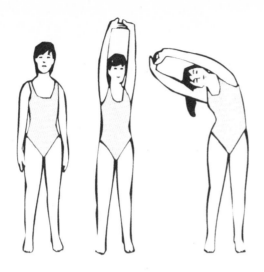

Puntos positivos

- Estira y tonifica los costados del cuerpo.
- Proporciona un masaje en el hígado al efectuar el estiramiento
  hacia la derecha y el brazo con el estiramiento hacia la
  izquierda.

12 El pájaro volador

Ponte de pie con los pies separados a una distancia igual a la anchura de tus caderas. Relaja los brazos a los lados. Cuando inspires, estira los brazos a los ancho y hacia atrás unos 60 grados. Arquea la espalda y mirando hacia arriba, mueve las caderas hacia delante. Espira y vuelve a empezar. Repite el ejercicio tres veces.

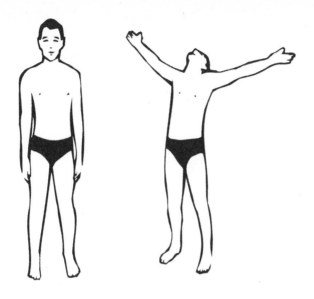

Puntos positivos

- Estira la columna.
- Estira la parte anterior del cuerpo.
- Ensancha el pecho.

13 Flexión hacia delante

Ponte de pie con los pies separados a la misma anchura que la de tus caderas, relaja los brazos a los lados y flexiona ligeramente las rodillas. Cuando inspires, estira los brazos a los lados y hacia arriba por encima de la cabeza. Al espirar, flexiona hacia delante a partir de las caderas manteniendo la espalda plana. Después deja que la parte superior del cuerpo se relaje y cuelgue. Flexiona las rodillas hasta que la punta de los dedos toquen el suelo. Deja que la cabeza y lo brazos cuelguen relajados. Respira con normalidad y coloca las manos sobre las rodillas. Sube con la espalda plana estirando a partir de las caderas. Hazlo durante un minuto.

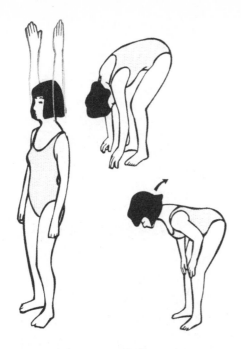

Puntos positivos

• Alivia la tensión de la base de la columna.

• Estira suavemente la columna.

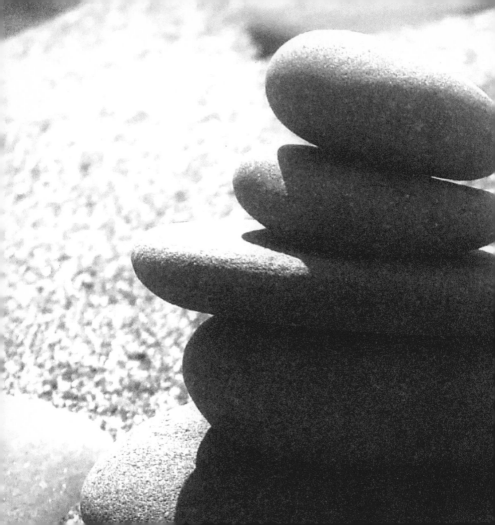

La paz no puede ser comprada
ni regalada a nadie,
es un estado del ser.

14 Flexión hacia atrás

Ponte de pie con los pies separados a la misma anchura que la de tus caderas. Coloca las palmas de las manos en la parte inferior de la espalda, con los dedos hacia abajo. Inspira, y mientras mueves las caderas hacia arriba, levanta el pecho. Al espirar flexiona ligeramente hacia atrás relajando los músculos de la espalda. Inspira para volver a la posición inicial. Ten en cuenta que la cabeza no debe quedar suspendida. Es importante que te relajes durante la flexión hacia atrás. Empieza con dos veces y llega hasta cinco.

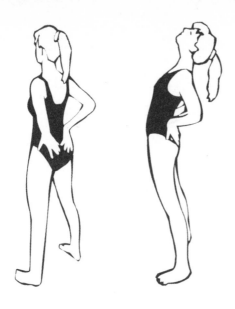

Puntos positivos

- Fortalece la base de la columna.
- Tonifica los riñones y las glándulas suprarrenales.
- Tonifica los músculos abdominales.

15 Balanceo de las palmas
Palmyrasana

Separa los pies a la misma distancia que la de tus caderas. Cuando inspires levanta el brazo izquierdo por el costado, siguiendo el movimiento de la mano con la mirada y flexionando el codo de modo que el antebrazo quede por encima de la cabeza. Al espirar repite el movimiento con el brazo derecho y al mismo tiempo desciende el izquierdo. Deja que el cuerpo se balancee de un lado a otro desde la cintura, mientras subes y bajas los brazos de forma alterna. Empieza con treinta segundos y alcanza el minuto.

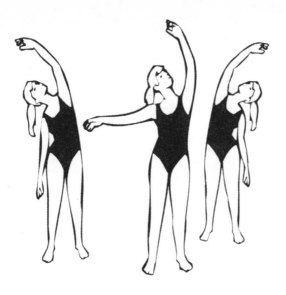

Puntos positivos

- Ensancha el pecho.
- Fortalece la zona torácica de la columna.
- Relaja los hombros.
- Reafirma la zona de las axilas.

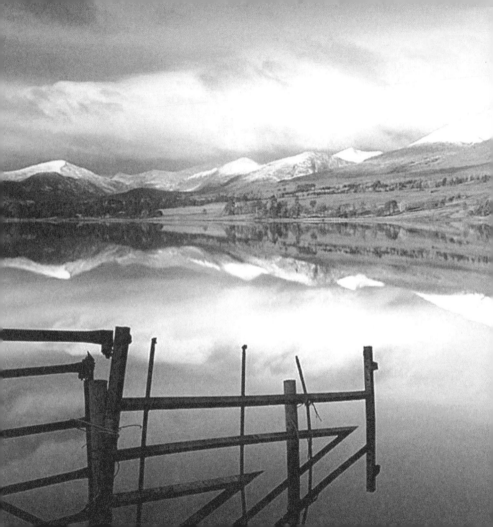

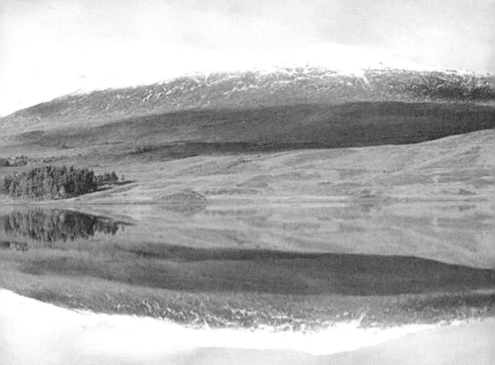

El yoga incide en todos los sistemas
del cuerpo para alcanzar un todo
armoniosos e integrado.

16 Estiramiento lateral

Ponte de pie con los pies separados a la misma distancia que tus caderas, relaja los brazos y sitúa el coxis ligeramente hacia abajo. Al inspirar, estira el brazo izquierdo hacia arriba; espira y relaja el cuerpo hacia la derecha a la vez que deslizas la mano derecha hacia la rodilla. Mantén la posición y respira con normalidad durante cinco segundos. Vuelve a la posición erguida inspirando; espira mientras bajas el brazo. Repite el ejercicio con el otro lado. Hazlo dos veces a cada lado y llega hasta diez.

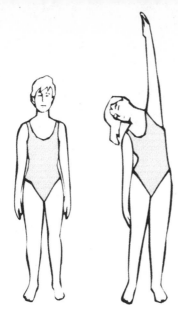

Puntos positivos

• Tonifica la zona de la cintura, caderas y abdomen.

• Favorece la flexibilidad.

• Proporciona un masaje en los órganos abdominales.

17 La vaca de pie
Gomukhasana

Ponte de pie relajado en posición erguida. Inspira y levanta el brazo derecho por encima de la cabeza. Flexiona el brazo izquierdo por detrás de la espalda y haz que los dedos asciendan el máximo posible. Espira mientras con el brazo derecho intentas que las manos se agarren. Mantén las postura y respira con normalidad. Vuelve a repetirlo con el otro lado. Realiza el ejercicio una vez a cada lado manteniendo la postura durante treinta segundos. Ve aumentando hasta dos minutos. Si las manos no llegan a tocarse sujeta una toallita con las dos manos y trata de ir acercando la una a la otra.

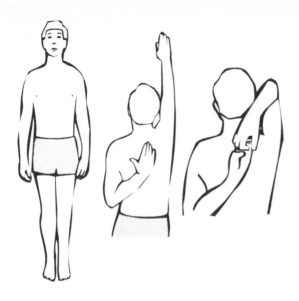

Puntos positivos

• Relaja los hombros y facilita una postura más adecuada.

• Tonifica los brazos, las axilas y el pecho.

• Ensancha el pecho.

18 El guerrero fácil
Virasana

Colócate con los pies muy separados. El pie derecho girado unos 90 grados hacia fuera y el pie izquierdo hacia adentro. Estira los brazos con las palmas hacia abajo a la altura de los hombros. Inspira, y al espirar flexiona lentamente la rodilla derecha lo más cerca posible de los 90 grados. Mantén los hombros y las caderas paralelos. Dirige la mirada a lo largo del brazo derecho. Mantén la postura y respira con normalidad. Inspira al invertir la postura. Vuelve a realizar el ejercicio con el otro lado. Mantén la postura durante treinta segundos y llega hasta los dos minutos.

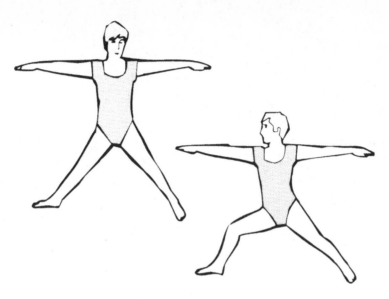

Puntos positivos

• Fortalece los músculos de las piernas.

• Tonifica los órganos abdominales.

• Fortalece la voluntad.

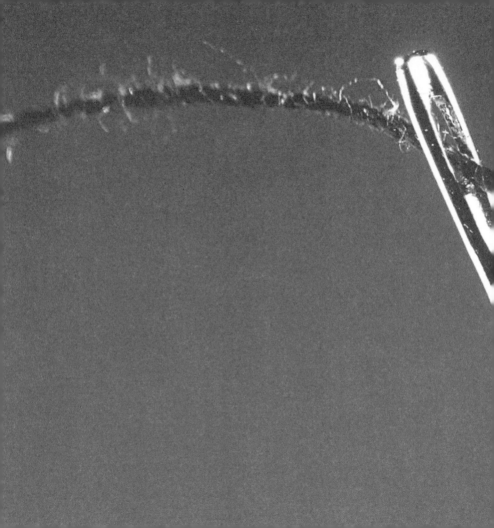

El yoga es el medio de alcanzar
el libre desarrollo y la realización
total del yo.

19 El triángulo
Trikonasana

Ponte de pie con los pies muy separados. Gira el pie derecho hacia fuera unos 90 grados y el pie izquierdo ligeramente hacia adentro. Extiende los brazos a la altura de los hombros con las palmas hacia abajo. Inspira, y cuando espires flexiona el costado a la derecha y sujétate el tobillo. Extiendo el brazo izquierdo hacia arriba y síguelo con la mirada hasta la punta de los dedos. Mantén la postura respirando con normalidad, inspira y vuelve a la posición inicial para relajarte. Repite el ejercicio con el otro lado. Hazlo una vez a cada lado manteniendo la postura durante treinta segundos; ve aumentando hasta dos minutos.

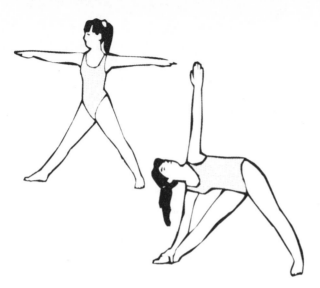

Puntos positivos

- Tonifica y estira todo el cuerpo, sobre todo las piernas y las caderas.
- Intensifica la resistencia y la flexibilidad de las articulaciones de las caderas.
- Facilita la digestión.

20 El triángulo invertido
Parivrtta Trikonasana

Ponte de pie con los pies muy separados. Gira el pie derecho unos 90 grados hacia fuera, y el izquierdo ligeramente hacia dentro. Extiende los brazos a la altura de los hombros y las palmas hacia abajo. Inspira y cuando espires gira de cintura para arriba hacia la derecha. Lleva la mano izquierda hacia el pie derecho. Estira el brazo derecho y mira hacia el pulgar. Mantén la postura y respira con normalidad. Cuando inspires vuelve a colocar los brazos a la altura de los hombros, luego espira y relaja los brazos hacia abajo. Repite el ejercicio con el otro lado. Empieza con treinta segundos a cada lado y aumenta hasta los dos minutos.

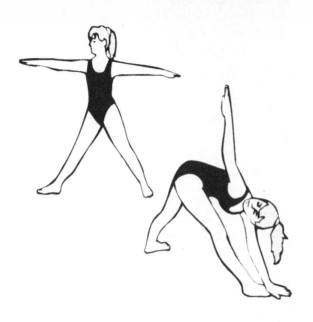

Puntos positivos

- Fortalece y tonifica la base de la columna.
- Estimula los órganos digestivos.
- Proporciona energía y vigor a todo el cuerpo.

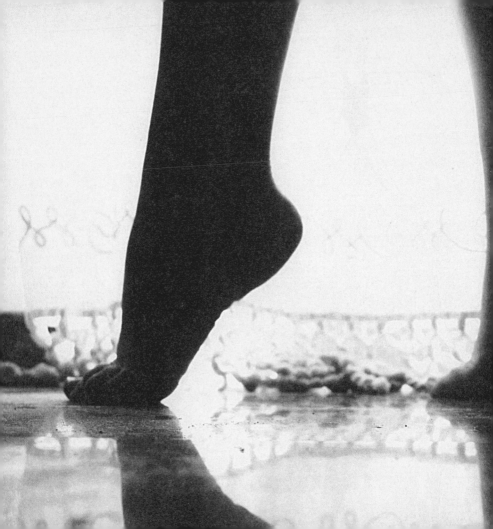

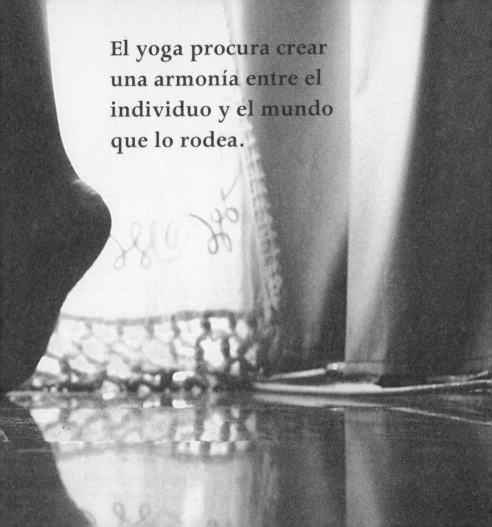

El yoga procura crear
una armonía entre el
individuo y el mundo
que lo rodea.

21 Cuclillas y elevación

Yérguete con los pies separados a la misma distancia que tus caderas, relaja los brazos a los lados. Inspira mientras levantas los dos brazos haciendo un arco, por encima de la cabeza hasta que las palmas se junten a la vez que te pones de puntillas. Seguidamente espira y flexiona las rodillas hasta ponerte de cuclillas —con las rodillas en el mismo ancho que las caderas— con las manos a la altura del pecho y las palmas juntas. Inspira y ponte de pie pasando a puntillas y estirando los brazos por encima de la cabeza. Espira llevando las manos al pecho poniendo los pies planos. Empieza con dos veces y llega hasta cinco.

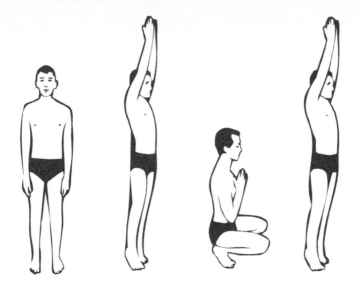

Puntos positivos

• Fortalece las piernas, las articulaciones de las rodillas y de
los tobillos.
• Mejora el equilibrio y el porte.
• Desarrolla la estabilidad física.
• Favorece la coordinación.

22 Cuclillas en equilibrio

En posición erguida, junta los pies y relaja los brazos a los lados. Inspira y ponte de puntillas; espira pasando a cuclillas, pero aún de puntillas y apoya las puntas de los dedos de las manos en el suelo. Extiende la pierna izquierda hacia delante y mantén la postura respirando con normalidad. Repite el ejercicio con el otro lado. Mantén la postura durante treinta segundos y aumenta hasta dos minutos.

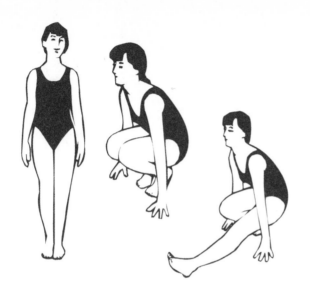

Puntos positivos

• Previene la rigidez de las articulaciones inferiores.

• Fortalece las articulaciones de la rodilla, la cadera y el tobillo.

23 Cuclillas de puntillas

Ponte erguido, con los pies separados a la misma anchura que tus caderas y relaja los brazos a los lados. Cuando inspires, ponte de puntillas al mismo tiempo que levantas los brazos a la altura de los hombros. Espira mientras te pones de cuclillas con los pies de puntillas todavía y manteniendo la columna erguida. Inspira y vuelve a la posición inicial. Hazlo hasta tres veces.

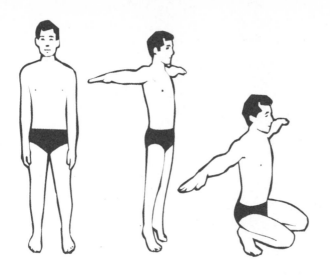

Puntos positivos

- Mejora la estabilidad y la concentración.
- Tonifica y fortalece las caderas, los muslos, las rodillas y los tobillos.

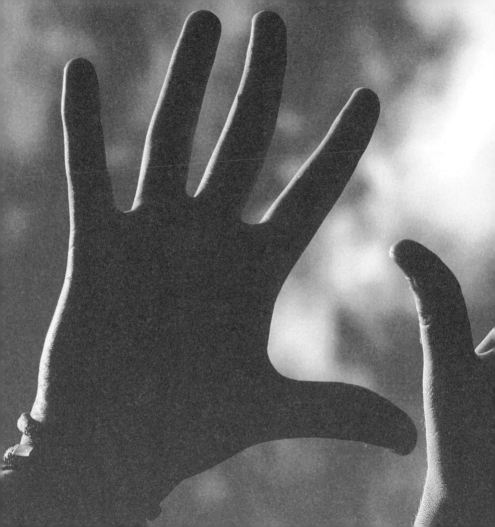

La pureza de la mente no es posible
sin la pureza del cuerpo
en el que está sostenida.

24 El lápiz

En posición erguida centra la mirada en un punto adelante. Ve pasando gradualmente, el peso del cuerpo a la pierna izquierda. Flexiona la rodilla derecha y con la mano del mismo lado agárrate el tobillo derecho presionándolo contra las nalgas. Junta las rodillas. Cuando inspires, estira el brazo izquierdo junto a la cabeza. Mantén la postura y respira con normalidad. Vuelve a la posición inicial, relájate y repite el ejercicio con el otro lado. Aumenta el tiempo hasta llegar a los dos minutos.

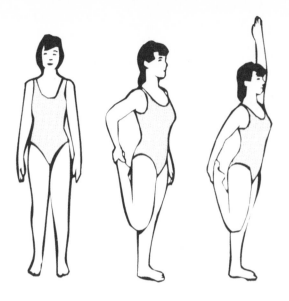

Puntos positivos

• Desarrolla la concentración, la seguridad y la estabilidad.

• Fortalece y tonifica los músculos de las piernas.

25 La bailarina
Natarajasana

Desde la posición erguida, centra la mirada en un punto hacia delante. Ve pasando el peso hacia la pierna izquierda. Flexiona la rodilla derecha y con la mano del mismo lado agárrate el tobillo desde atrás. Al inspirar extiende el brazo izquierdo unos 45 grados hacia delante. Inclínate hacia adelante y empuja el pie derecho alejándolo de las nalgas hasta que el brazo derecho quede totalmente extendido. Levanta la rodilla todo lo que puedas. Espira y mantén la postura respirando con normalidad. Repite el ejercicio con el otro lado. Mantén la postura unos treinta segundos y llega hasta los dos minutos.

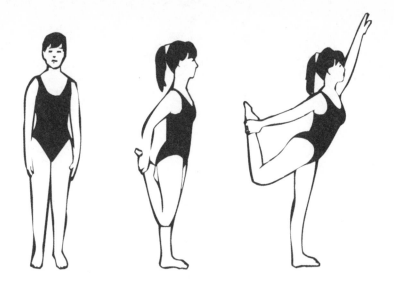

Puntos positivos

- Desarrolla la concentración, el equilibrio y la estabilidad física.
- Estira los hombros, el pecho y el abdomen.
- Fortalece las piernas y los tobillos.

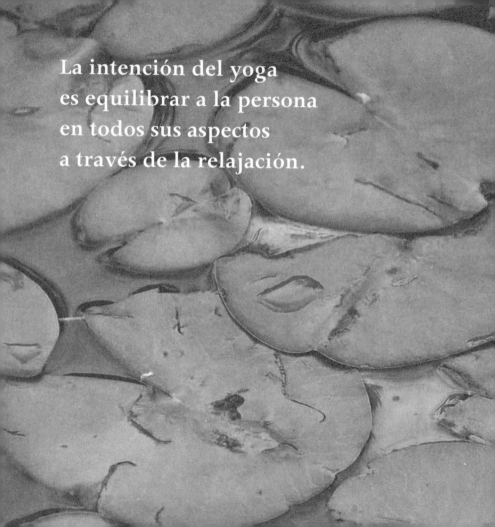

La intención del yoga
es equilibrar a la persona
en todos sus aspectos
a través de la relajación.

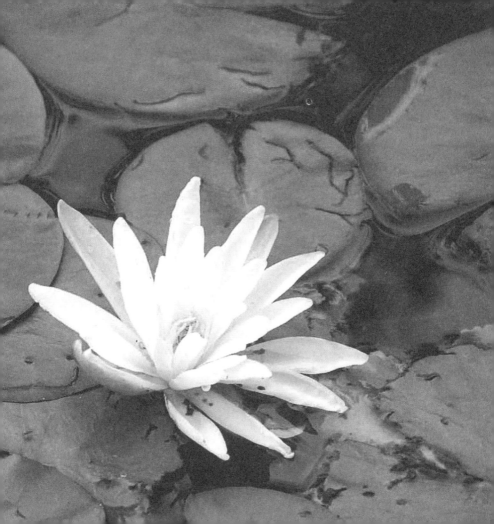

26 La gaviota

Ponte de rodillas, sepáralas a la misma distancia que tus caderas y relaja los brazos a los lados. Inspira y concéntrate en un punto al frente. Inclínate hacia delante y arquea la espalda, echando los hombros hacia atrás y levantando los pies ligeramente del suelo. Estira los brazos hacia atrás unos 45 grados. Mantén la postura durante treinta segundos y auméntala hasta los dos minutos.

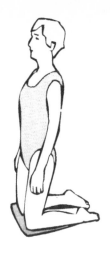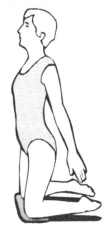

Puntos positivos

• Desarrolla la concentración, el equilibrio, la seguridad y la estabilidad física.

• Ensancha el pecho.

• Libera el diafragma

• Fortalece los músculos respiratorios.

27 El árbol
Vrksasana

Ponte de pie apoyándote en la pierna izquierda, los dedos de los pies separados y las manos en las caderas. Concéntrate en un punto adelante. Dobla la pierna derecha y apóyala con el pie plano en el interior del muslo izquierdo. Junta las palmas al pecho y desde ahí sube los brazos sobre la cabeza. Repite con la otra pierna. Trata de sostener la postura hasta llegar a los dos minutos.

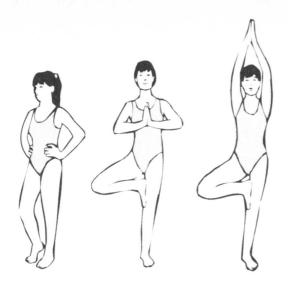

Puntos positivos

- Desarrolla la concentración y el equilibrio, así como al seguridad y la estabilidad.
- Aumenta la flexibilidad de los tobillos, las rodillas y las caderas.
- Alivia la ciática y reduce el pie plano.

28 Postura simple
Sukhasana

Siéntate con las piernas cruzadas con los pies debajo de las piernas y la espalda y la cabeza rectas. Ponte un pequeño cojín bajo el coxis. Empuja éste hacia el suelo y junta los omóplatos llevando los hombros hacia atrás. Apoya las manos en las rodillas. Respira de forma suave y rítmica. Aumenta progresivamente el tiempo hasta alcanzar los veinte minutos.

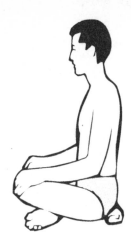

Puntos positivos

- Evita la rigidez de las articulaciones de las caderas, las rodillas y los tobillos.
- Tonifica los órganos y las glándulas pelvianos.
- Tonifica los músculos de las ingles y de la parte posterior de los muslos.

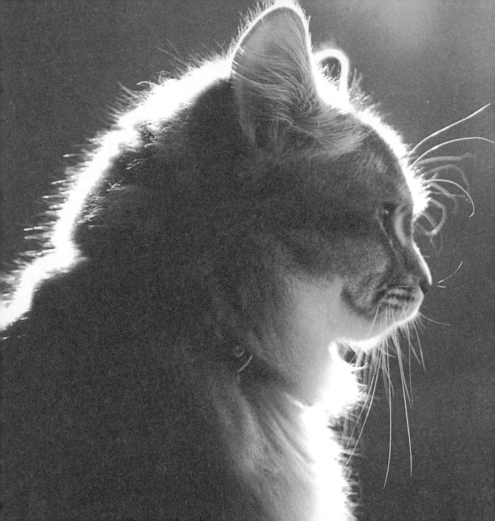

La finalidad principal del yoga
es conseguir que el cuerpo
y la mente se conviertan en uno
con el espíritu.

29 Postura del experto
Siddhasana

Sentado y con las piernas cruzadas, coloca un talón en el perineo y el otro sobre el tobillo opuesto. Colócate un cojín bajo el coxis. Deja que las piernas se relajen en el suelo. La columna debe quedar firme, recta y erguida, el cuello ligeramente extendido hacia arriba y la cara relajada. Respira de forma suave y rítmica. Alcanza progresivamente los veinte minutos. No debes practicarlo si padeces ciática o infecciones en el plexo solar.

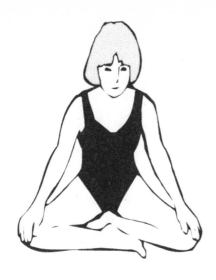

Puntos positivos

- Tiene un efecto calmante sobre todo el sistema nervioso.
- Estabiliza el ritmo cardíaco.
- Favorece la concentración mental.

30 Estiramiento animal

Siéntate con los pies hacia la izquierda, el pie derecho pegado a la rodilla izquierda y el pie izquierdo a las nalgas. Gira un poco hacia la derecha y pon las manos en el suelo, delante de la rodilla derecha. Cuando inspires estira el pecho hacia arriba. Espira y con la espalda plana dobla el tronco y desliza las manos por el suelo mientras te estiras por encima del muslo derecho. Baja la cabeza hacia el suelo y relájate. Respira normalmente. Mantén la postura durante cinco segundos. Vuelve a la posición inicial y repítelo con el otro lado. Hazlo hasta tres veces a cada lado.

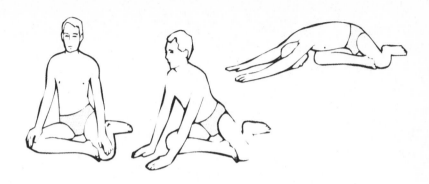

Puntos positivos

- Estira la columna.
- Proporciona un masaje en los órganos abdominales.

El yoga nos permite mantenernos físicamente en forma y mostrar una actitud relajada y feliz ante la vida.

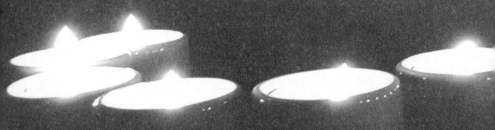

31 Giro simple de la columna

En posición sentada y con las piernas cruzadas y un cojín bajo el coxis, como en la postura simple, ponte la mano derecha sobre la rodilla izquierda. Haz presión con la mano izquierda plana sobre el suelo y la muñeca pegada al coxis. Inspira, y al espirar gira el cuerpo a la izquierda. Luego respira con normalidad manteniendo la postura. Inspira, y al espirar, vuelve a la posición inicial. Repite lo mismo pero con el otro lado, manteniendo la postura durante tres respiraciones.

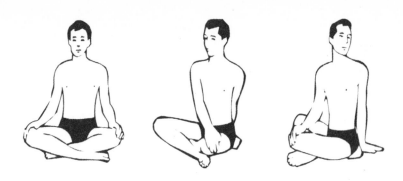

Puntos positivos

- Estimula los nervios de la columna.
- Tonifica el hígado y el bazo.
- Contribuye a la actividad peristáltica.
- Desarrolla la flexibilidad.

32 Giro

Siéntate con las piernas lo más separadas que puedas; si quieres, te puedes poner un cojín debajo del coxis. Dobla los dedos de los pies hacia las rodillas y estira los brazos a los lados a la altura de los hombros. Inspira, y cuando espires trata de alcanzar el pie izquierdo con la mano derecha. Asimismo, coloca el brazo izquierdo tras la cintura. Vuelve a la posición inicial y repite el ejercicio con el otro lado. Ve aumentando el número de veces hasta que llegues a diez.

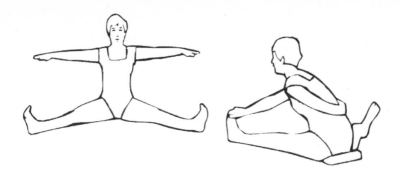

Puntos positivos

- Tonifica y estira toda la pierna, sobre todo la parte interior de los músculos de los muslos.
- Fortalece la parte inferior de la espalda, la columna, la cintura y el abdomen.
- Ayuda a evitar rigidez en las caderas.

33 La mariposa

Siéntate con las plantas de los pies juntas, las piernas relajadas y la espalda erguida. Agárrate los pies con las manos. Respira con normalidad y acerca despacio los pies al cuerpo, relaja los músculos de las ingles y deja que las rodillas caigan hacia el suelo. Mantén la postura durante un minuto y ve aumentando hasta dos.

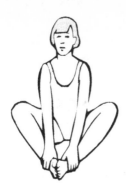 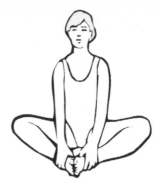

Puntos positivos

- Ensancha las articulaciones de las caderas.
- Estira los músculos de las ingles y de la parte interior de los muslos.
- Tonifica el suelo pelviano y los órganos urinarios.

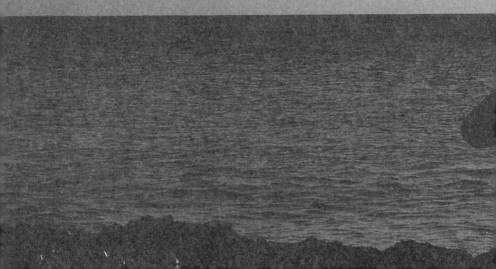

El Yoga convierte al practicante en
el mejor amigo de su cuerpo.

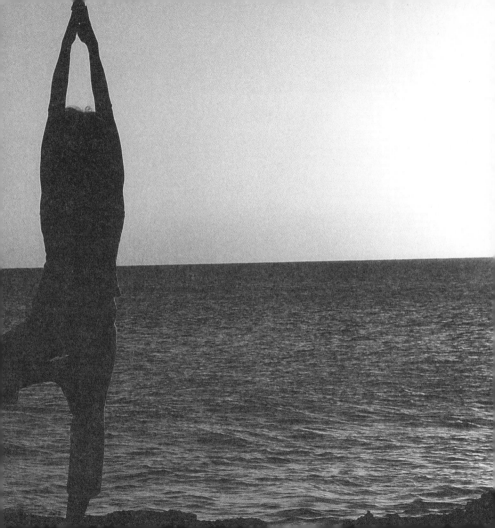

34 Caminar con la pelvis

En posición sentada, con los pies planos en el suelo muy separados, las rodillas flexionadas y los brazos cruzados delante del pecho, respira con normalidad y vuelve las dos rodillas hacia la izquierda girando sobre los talones, hasta que éstas toquen el suelo. Vuelve al centro y gira hacia la derecha. Camina unos dos metros y ve aumentando hasta cuatro.

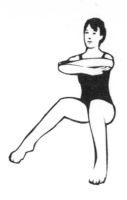 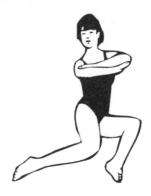

Puntos positivos

- Ensancha las articulaciones de las caderas.
- Tonifica los órganos y los músculos pelvianos.
- Genera una buena circulación pelviana.
- Reafirma las nalgas.

35 Posición de yoga
Yogasana

En la postura del experto cógete las manos atrás.
Inspira, y al espirar flexiona hacia delante lentamente,
doblando el tronco y manteniendo la espalda recta y el
pecho hacia arriba. Si quieres, puedes bajar la frente
hasta que llegue al suelo. Empieza con treinta segundos y
auméntalo hasta dos minutos.

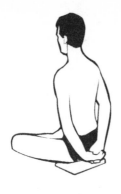
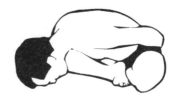

Puntos positivos

- Masajea los órganos abdominales.
- Estira la columna.
- Favorece la digestión y la eliminación.

Lo más importante de las posturas
consiste en aprender a relajarse
durante la realización.

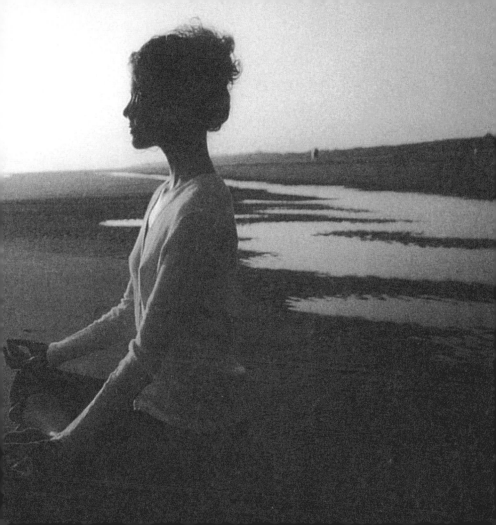

36 El gato
Marjariasana

Ponte a cuatro patas con las manos mirando hacia delante. Al inspirar levanta un poco la cabeza, manteniendo los brazos rectos. Relaja el pecho y la cintura hacia el suelo y curva el coxis hacia el techo. Cuando espires curva el coxis hacia abajo, mete el mentón hacia abajo y curva la espalda hacia arriba formando una joroba. Hazlo hasta diez veces.

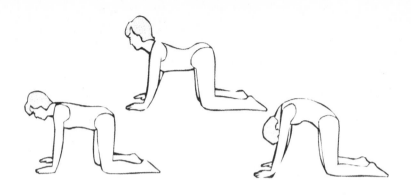

Puntos positivos

- Reajusta las vértebras.
- Desarrolla y conserva la flexibilidad de la columna.
- Resulta eficaz en caso de estreñimiento estimulando la actividad peristáltica.
- Tonifica los músculos de la espalda y abdominales.
- Tonifica los órganos pelvianos.

37 El perro
Adho Mukha Svanasana

Empieza colocando las manos debajo de los hombros y las rodillas debajo de las caderas. Pon los dedos rectos hacia delante. Cuando inspires, ponte de puntillas con las piernas rectas y eleva las nalgas al máximo. Espira y baja los talones al suelo y la cabeza por en medio de los hombros. Mantén la postura y respira con normalidad.

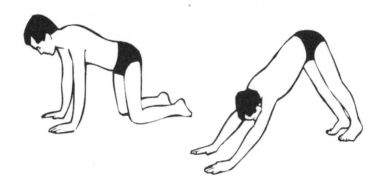

Puntos positivos

- Estira toda la espalda.
- Estira los músculos del tendón de la corva.
- Alivia la ciática y el dolor de espalda. Rejuvenece el cutis.
- Tiene un efecto calmante en el cerebro.
- Se puede utilizar para tratar la tensión alta, ciática, sinusitis, asma y pie plano.

38 Enhebrar la aguja

Ponte a cuatro patas con los dedos rectos hacia delante. Inspira, y al espirar pasa el brazo y el hombro derecho por debajo del izquierdo hasta que la oreja derecha se apoye en el suelo. Relaja el brazo izquierdo manteniendo las nalgas elevadas. Mantén la postura respirando tranquilamente. Vuelve a la posición inicial y hazlo con el otro lado. Hazlo hasta tres veces a cada lado.

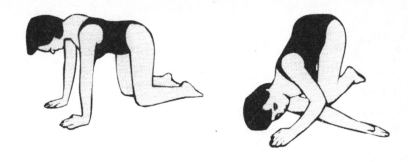

Puntos positivos

- Relaja los hombros.
- Estira los músculos entre las paletillas.
- Tonifica los órganos pelvianos.

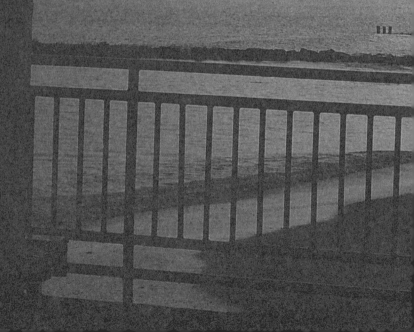

El yoga es una sabiduría práctica
que abarca cada aspecto del ser
de una persona.

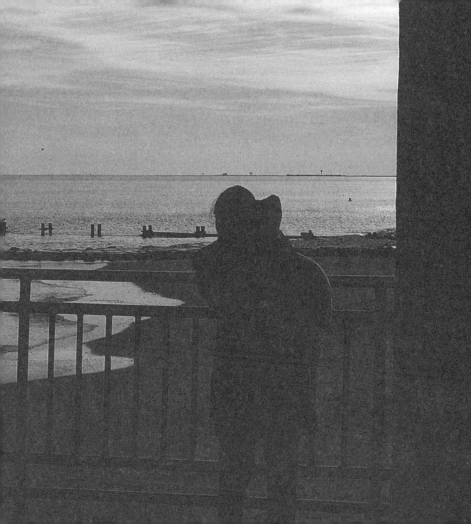

39 *Prono*
Advasana

Acuéstate boca abajo, juntando las puntas de los pies y separando los talones. Relaja los brazos a los lados del cuerpo y la cabeza vuelta hacia un lado. En cada respiración siente cómo todas las partes de tu cuerpo se relajan y se sueltan. Concéntrate en la respiración y deja que todo el peso del cuerpo recaiga sobre el suelo. Empieza cinco minutos y aumenta hasta veinticinco.

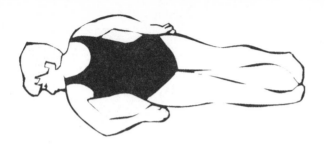

Puntos positivos

- Se recomienda para quienes tienen discos lesionados, cuello rígido o figura encorvada.
- Descanso total para el cuerpo y la mente.
- Relaja el sistema muscular y nervioso.
- Es un excelente antídoto para el estrés.
- Es muy útil para curar la inflamación intestinal.

40 La lagartija

Partiendo de la posición prono (pág.anterior), lleva el antebrazo y la rodilla izquierda hacia el pecho dejando el brazo derecho relajado a un lado y haciendo que el cuerpo se gire ligeramente hacia la derecha. Siente cómo en cada respiración todas las partes de tu cuerpo se relajan. Concéntrate en la respiración y deja que todo el peso del cuerpo recaiga sobre el suelo. Ve aumentando el tiempo hasta veinticinco minutos..

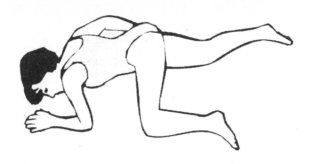

Puntos positivos

- Rejuvenecimiento del cuerpo cansado.
- Relaja el sistema muscular y nervioso.
- Resulta muy apropiada para los últimos meses de embarazo.
- Relaja y proporciona control mental.

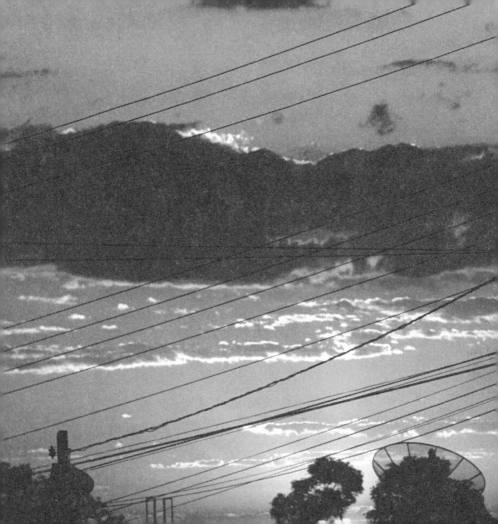

Si tomamos conciencia de la
necesidad de la relajación,
podemos enfocar la vida
con energía,
sin que la tensión la agote.

41 Rotación de los hombros

Desde la posición tumbada boca arriba, gira hacia la derecha con las rodillas flexionadas 90 grados. Extiende los brazos hacia fuera a la altura de los hombros juntando las palmas. Respirando con normalidad describe un círculo completo con el brazo izquierdo, en el sentido de las agujas del reloj y por encima de la cabeza hasta llegar a la posición inicial. Mientras dibujas el círculo deja que la cabeza y los hombros giren y que el pecho se ensanche. Hazlo dos veces a cada lado y aumenta hasta cinco.

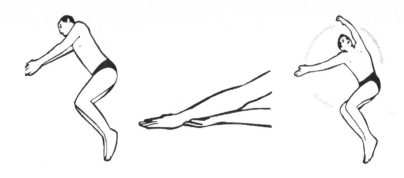

Puntos positivos

- Ensancha y libera la rigidez de las articulaciones del hombro.
- Favorece una postura mejor.
- Ensancha el pecho.

42 Giro de la base de la columna

Túmbate boca abajo con la mejilla izquierda contra el suelo, las piernas juntas y los brazos por encima de la cabeza en ángulo recto. Coloca las palmas hacia abajo. Inspira y levanta la pierna derecha al máximo. Al espirar y con la pierna aún elevada, crúzala hacia la izquierda. El pecho ha de seguir contra el suelo. Mantén la postura y respira con normalidad. Vuelve a la posición inicial y hazlo con el otro lado. Hazlo tres veces a cada lado.

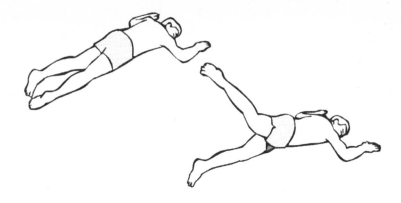

Puntos positivos

- Fortalece la columna.
- Alivia la tensión lumbar.
- Estimula los riñones y las glándulas suprarrenales.

43 La cobra
Bhujangasana

Túmbate en prono, con las piernas separadas, las frente contra el suelo y la parte superior de los tobillos en el suelo. Coloca las palmas de las manos junto al cuerpo a nivel del pecho, los dedos hacia delante y los codos flexionados contra los costados. Inspira, levantando la cabeza despacio, seguidamente el cuello, los hombros y finalmente arquea la espalda. Mantén el hueso pubiano en el suelo y respira normalmente. Espira y vuelve lentamente a la posición inicial.

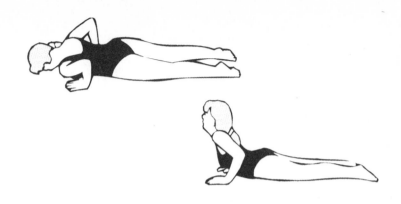

Puntos positivos

- Alivia el cansancio, apretando y estimulando los riñones y las glándulas suprarrenales.
- Favorece la flexibilidad de la columna.
- Alivia el dolor de espalda.
- Tonifica los órganos reproductores.
- Se aconseja en caso de trastornos menstruales.
- Estimula la circulación y la digestión.
- Alivia el estreñimiento.

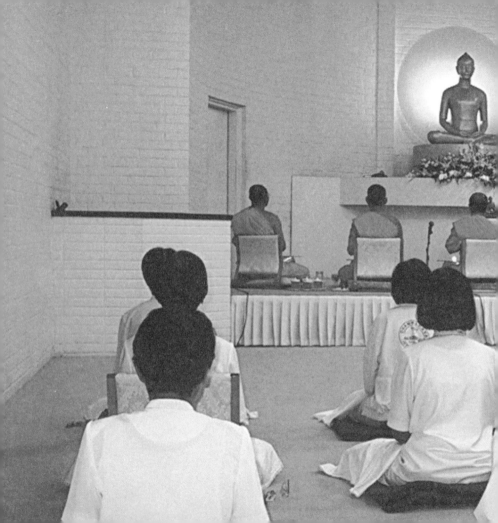

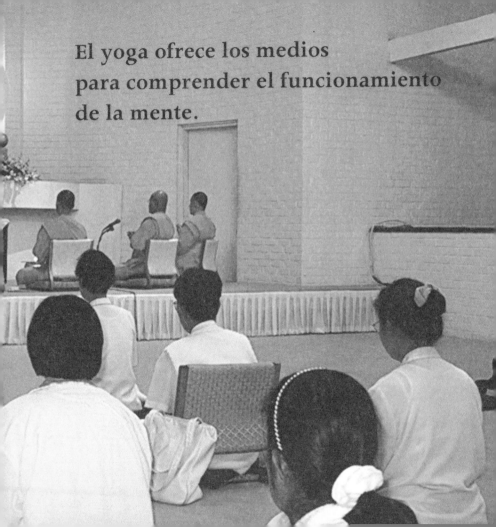

El yoga ofrece los medios
para comprender el funcionamiento
de la mente.

44 Media langosta
Ardha Salabhasana

Descansa sobre el vientre con el mentón en el suelo, coloca los brazos a los lados con las manos metidas bajo los muslos y las palmas hacia arriba. Cuando inspires, levanta lentamente la pierna derecha. Mantén la cadera izquierda en el suelo y respira normalmente. Al espirar baja la pierna hasta el suelo. Relájate girando la mejilla hacia un lado. Repite la secuencia con la otra pierna. Hazlo dos veces a cada lado y alcanza las cinco veces. No realices la postura en caso de hernia, hipertensión o problemas de espalda grave.

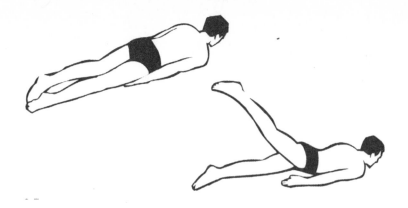

Puntos positivos

- Mejora la función renal.
- Mejora la flexibilidad de la columna.
- Tonifica los músculos abdominales.
- Reafirma las nalgas y los muslos.

45 La tabla

Túmbate boca abajo con el mentón contra el suelo y las palmas hacia abajo justo debajo de los hombros, y los dedos de los pies metidos hacia abajo. Inspira empujando el cuerpo para separarlo del suelo hasta que los brazos queden rectos. Espira y mantén la postura respirando normalmente. Trata de mantener la cabeza, la espalda y las nalgas en línea recta.

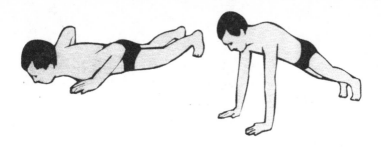

Puntos positivos

- Fortalece todo el cuerpo, sobre todo los brazos, los hombros, el pecho y las piernas.
- Tonifica el abdomen, las piernas y la espalda.

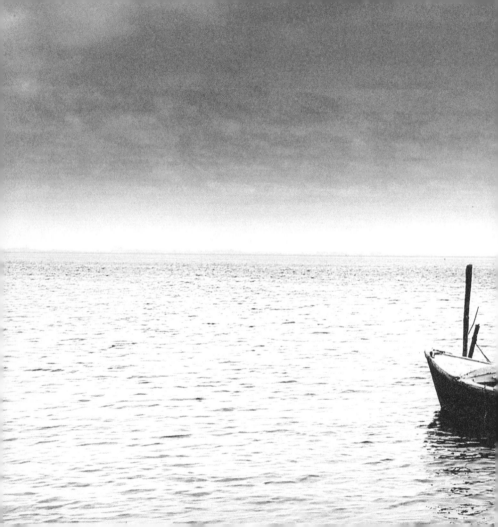

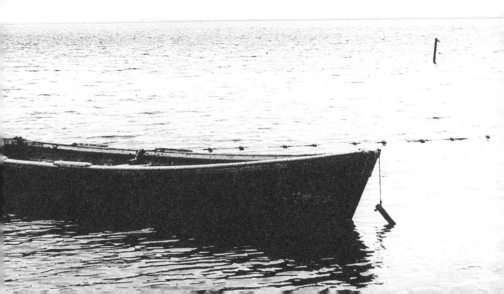

La práctica del yoga
favorece
el desarrollo personal
y la paz interior.

46 El arco
Dhanurasana

Túmbate sobre el abdomen con los brazos a los lados del tronco y las piernas algo separadas. Apoya la frente en el suelo y dobla las rodillas intentando acercar los talones a los glúteos. Sujeta con las manos los tobillos e inspira tirándolos hacia fuera, levantando las piernas, los muslos y los hombros, de modo que sólo el estómago quede en contacto con el suelo. Mantén la postura respirando con normalidad. Tomando conciencia del movimiento vuelve lentamente a la posición inicial. Apoya la mejilla en el suelo y relájate. Mantén durante cinco segundos una vez y vuelve a hacerlo una vez más. Puedes hacer un calentamiento previo con la media langosta.

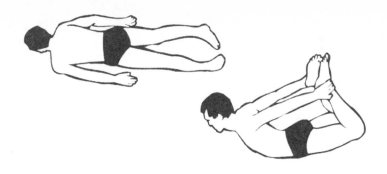

Puntos positivos

- Tonifica casi todos los músculos del cuerpo.
- Fortalece los músculos de los brazos, abdominales y de la parte inferior de la espalda. Estimula la circulación.
- Estimula la función renal.
- Reduce el exceso de grasa, especialmente de las caderas, cintura, muslos y abdomen.
- Ensancha el pecho.

47 El rayo
Vajrasana

Arrodíllate y siéntate sobre los talones. Mantén la espalda erguida y los hombros relajados. Mira al frente y coloca con suavidad las manos sobre las rodillas. Inspira y espira de forma suave y rítmica. Cierra los ojos o mira a un punto en el suelo. Quédate así unos quince minutos.

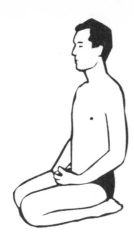

Puntos positivos

- Facilita la digestión.
- Relaja las articulaciones de las rodillas.
- Tonifica los músculos de las piernas.
- Estira las parte superior de los pies.
- Mejora la postura corporal.

48 Posición infantil

Adopta la postura del rayo (pág.X). Relaja las manos a los lados e inspira. Cuando espires flexiona hacia delante a partir de las caderas, colocando el pecho sobre los muslos, la frente en el suelo y las palmas hacia arriba pegadas a los pies. Respira con normalidad y mantén la postura. Relájate por completo durante un minuto y vuelve a la posición inicial.

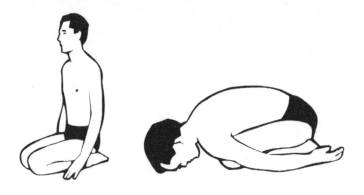

Puntos positivos

- Estira la columna.
- Masajea los órganos internos.
- Reafirma las nalgas.
- Estimula la circulación hacia la cabeza y la cara, favoreciendo el cutis y estimulando la función de la glándula pituitaria.

.

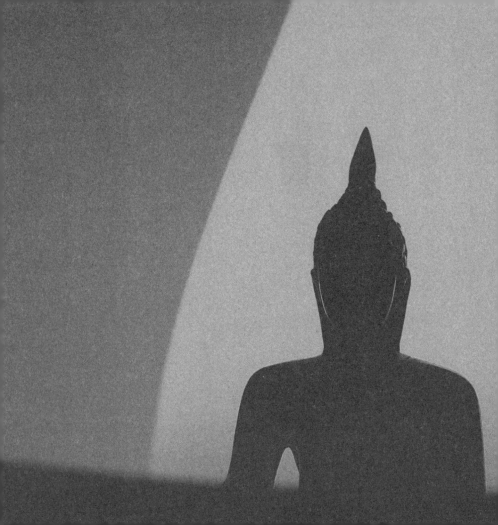

La meditación se usa para elevar la conciencia y descansar las ondas cerebrales, la visualización ayuda a introducir esos pensamientos positivos.

49 La liebre

Colócate en la posición infantil (pág.X), con la frente contra el suelo. Inspira mientras se despegan las nalgas de los talones, llevando los muslos hasta formar un ángulo recto con el suelo. Siente cómo el peso del cuerpo se desplaza hacia la parte superior de la cabeza. Mantén la postura y respira con normalidad. Vuelve a la posición sentada lentamente. Mantén la postura hasta dos minutos.

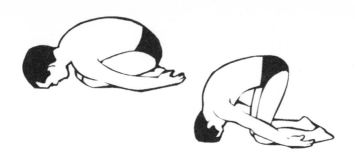

Puntos positivos

- Estimula la actividad glandular, sobre todo la de la pituitaria y la pineal.
- Estira la parte posterior del cuello.
- Aumenta el fluido sanguíneo hacia el cerebro.
- Nutre el cuero cabelludo y el cutis.

50 El cisne
Hamsasana

Arrodíllate y siéntate sobre los talones. Apoya las manos en los muslos e inspira, seguidamente espira y desliza las manos hacia abajo por los muslos hasta que los brazos queden totalmente extendidos; sigue con las nalgas sobre los talones y apoya la frente sobre el suelo. Relájate apoyando el pecho sobre los muslos. Al inspirar levanta el pecho y pasa a cuadripedia. Cuando espires baja el cuerpo al suelo sin mover las manos ni las rodillas. Vuelve a la posición inicial. Repite la secuencia hasta cinco veces.

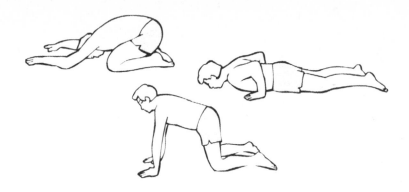

Puntos positivos

- Estira y relaja toda la espalda.
- Alivia el dolor de espalda.

El yoga produce una armonía cuerpo/mente y es una forma natural de liberar la tensión.

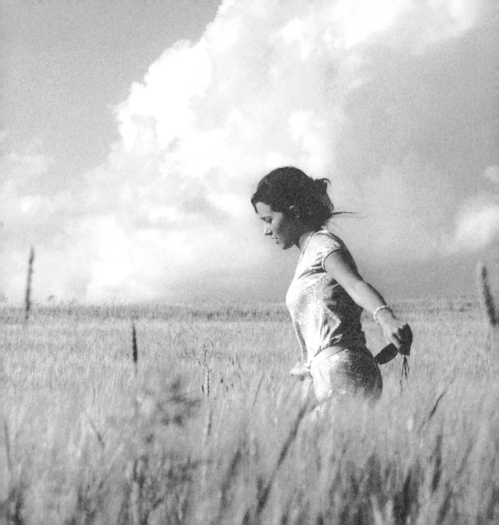

51 Levantamientos de las caderas

Siéntate sobre los talones, como en el rayo (pág.x), cruza los dedos de las manos y relájalas sobre el regazo. Al inspirar, pasa a la posición de rodillas estirando los brazos por encima de la cabeza. Espira y arquea la parte superior del cuerpo y los brazos ligeramente hacia la izquierda mientras bajan las nalgas hacia la derecha de los pies. Inspira y sube con los brazos hacia arriba. Repite la postura con el otro lado y hazlo diez veces.

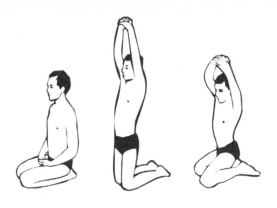

Puntos positivos

• Tonifica las caderas, los muslos, la cintura y los costados.

• Fortalece las piernas.

• Mejora la función cardiovascular cuando se efectúa de forma
  dinámica.

52 La rana

Siéntate sobre los talones, en la postura del rayo (pág.x), pero con las rodillas bastante separadas y los pies en contacto. Inspira mientras se levantan los brazos rectos hacia arriba por encima de la cabeza, juntando las palmas. Cuando espires, apoya las manos encima de la cabeza y mantén la posición respirando con normalidad.

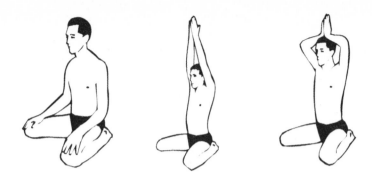

Puntos positivos

- Libera la tensión de las caderas y los muslos.
- Estira los músculos de la parte interior de los muslos.
- Tonifica los órganos urinarios.
- Ensancha el pecho.

53 La puerta
Parighasana

Ponte de rodillas con los pies, los tobillos y las rodillas juntas. Desplaza el peso hacia la derecha y estira la pierna izquierda lateralmente, con los dedos de los pies hacia delante y alineados con la rodilla derecha. Cuando inspires, estira el brazo derecho hacia arriba lo máximo posible. Al espirar, flexiona la parte superior del cuerpo hacia la izquierda, estirando el brazo derecho por encima de la cabeza y pegado a la oreja. Luego, desliza el brazo izquierdo por la pierna y mantén la postura respirando con normalidad. Puedes ir aumentando el tiempo hasta alcanzar los dos minutos en cada lado.

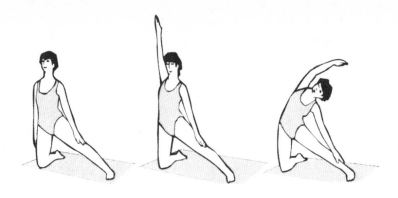

Puntos positivos

• Estira y tonifica el lado del torso mientras comprime el otro, efectuando un masaje en los órganos vitales.
• Aumenta la flexibilidad de la musculatura de la columna y la capacidad respiratoria.

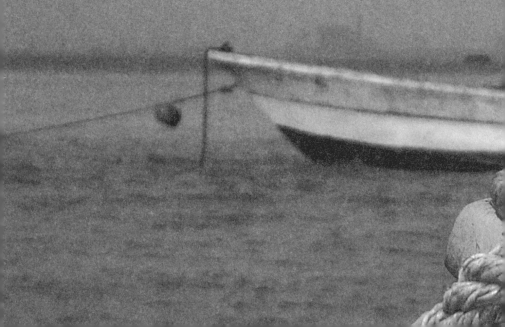

Todo lo que nos rodea
fue antes la idea de alguien,
el pensamiento
de alguien.

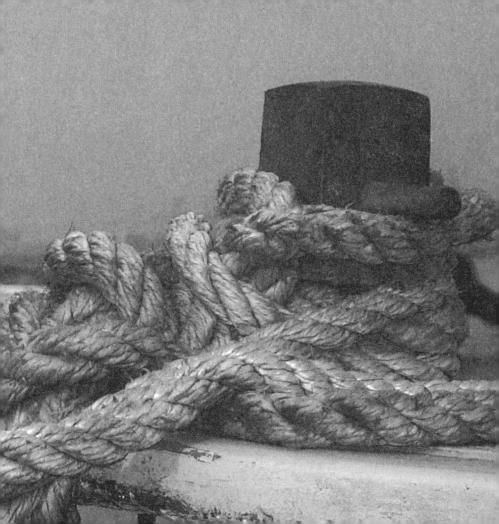

54 Medio camello
Ardha Ustrasana

Partiendo de la posición de rodillas, sepáralas hasta que queden a la misma distancia que la de tus caderas y relaja los brazos a los lados. Gira hacia la derecha tocando el talón derecho con la mano derecha. Inspira y extiende el brazo izquierdo hacia arriba. Ve espirando mientras empujas las caderas y los muslos hacia delante. Mantén la postura y respira con normalidad. Vuelve a hacerlo con el otro lado alcanzando en cada uno de ellos los dos minutos.

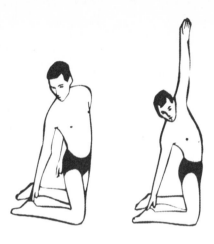

Puntos positivos

- Alarga los músculos de los muslos.
- Estimula los riñones y las glándulas suprarrenales.
- Proporciona un estiramiento frontal de todo el cuerpo.

55 El camello fácil

Ponte de rodillas y siéntate sobre los talones. Apoya las manos detrás de los pies y los dedos en dirección opuesta a las nalgas. Respira normalmente y haz que el peso de tu cuerpo recaiga sobre las manos. Levanta las nalgas de los talones y arquea la espalda, elevando el pecho hacia delante y arriba. Ve relajando la cabeza hacia atrás (si tienes problemas con el cuello no lo eches hacia atrás). Vuelve a la posición inicial con cuidado. Puedes empezar manteniendo la postura cinco segundos y aumentar gradualmente hasta alcanzar los treinta.

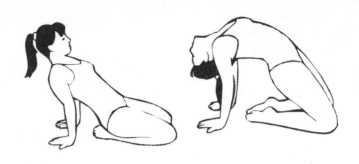

Puntos positivos

- Estira los músculos anteriores de los muslos.
- Estira los músculos y órganos abdominales.
- Tonifica la glándula tiroidea.
- Ensancha la caja torácica mejorando la respiración.

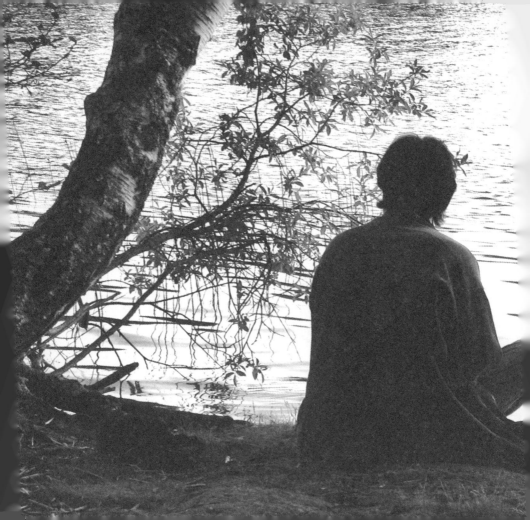

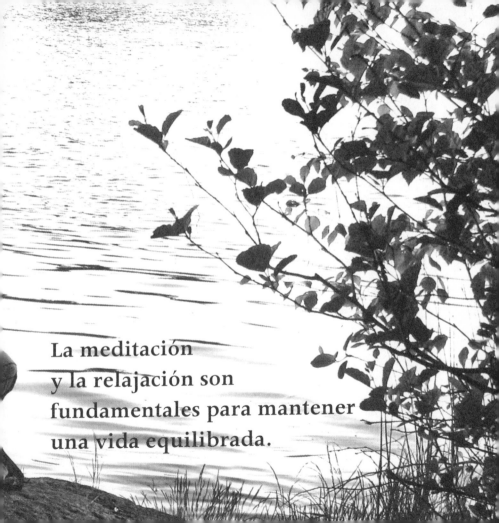

La meditación
y la relajación son
fundamentales para mantener
una vida equilibrada.

56 El saludo al sol
Surya Namaskar

Es una secuencia de 12 posturas realizadas de manera dinámica y sincronizada con las respiración. Al principio puede resultar difícil coordinar los movimientos con la respiración, pero si se practica con regularidad, se realizará con una coordinación y concentración asombrosa. Tradicionalmente se realiza al amanecer, de cara al sol naciente. En este libro te ofrezco una versión modificada de la postura clásica que te resultará más sencilla.

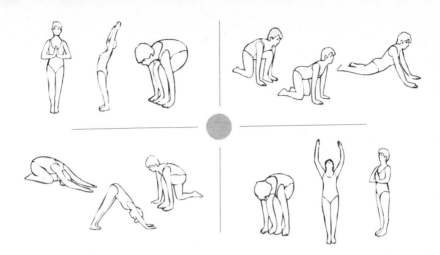

Puntos positivos

- Desarrolla la conciencia y el control de la respiración.
- Fortalece los pulmones y alivia las afecciones bronquiales.
- Efectúa un masaje en el corazón.
- Contribuye a un estado de calma y serenidad.
- Ayuda a tranquilizar la mente.
- Fortalece el sistema inmunológico.

57 Saludo al sol I

Comienza de pie, con las manos juntas frente al pecho.
Inspira y levanta las manos por encima de la cabeza
flexionando el cuerpo ligeramente hacia atrás. Exhala
flexionando el tronco hacia delante y doblando ligeramente
las rodillas. Coloca las manos a cada lado de los pies,
alineando los dedos de pies y manos. Relaja el pecho contra
los muslos.

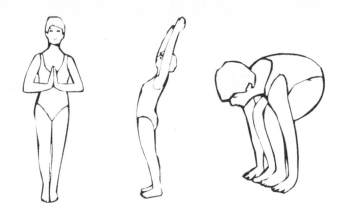

Puntos positivos

- Desarrolla la conciencia y el control de la respiración.
- Fortalece los pulmones y alivia las afecciones bronquiales.
- Efectúa un masaje en el corazón.
- Contribuye a un estado de calma y serenidad.
- Ayuda a tranquilizar la mente.
- Fortalece el sistema inmunológico.

58 Saludo al sol II

Mientras mantienes la postura anterior y respiras relajadamente, coloca la rodilla derecha en el suelo bajo la cadera del mismo lado. Haz lo mismo con la pierna izquierda, de manera que quedes a cuatro patas. Desliza las manos hacia delante y baja las caderas hacia el suelo, manteniendo los brazos rectos.

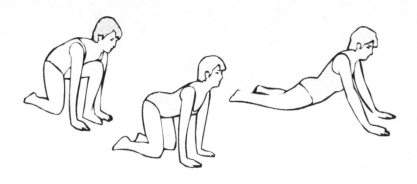

Puntos positivos

- Desarrolla la conciencia y el control de la respiración.
- Fortalece los pulmones y alivia las afecciones bronquiales.
- Efectúa un masaje en el corazón.
- Contribuye a un estado de calma y serenidad.
- Ayuda a tranquilizar la mente.
- Fortalece el sistema inmunológico.

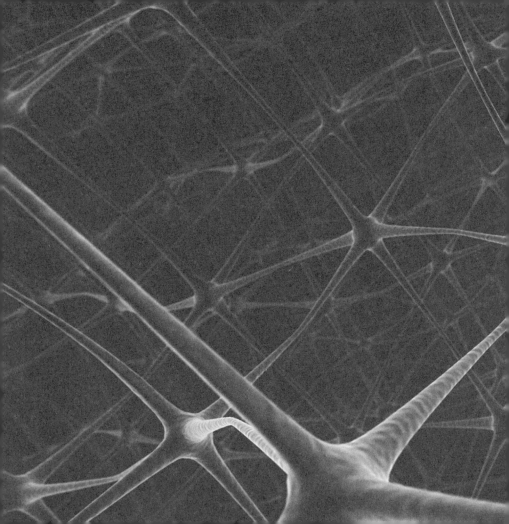

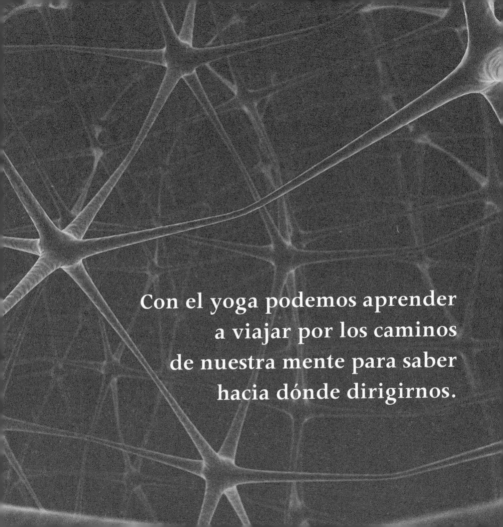

Con el yoga podemos aprender
a viajar por los caminos
de nuestra mente para saber
hacia dónde dirigirnos.

59

Saludo al sol III

Sin mover las manos, ponte a cuatro patas y seguidamente baja las nalgas hacia los talones apoyando la cabeza en el suelo. Relájate. Exhalando, vuelve a cuadrupedia, dobla los dedos de los pies hacia abajo y eleva tus caderas formando una V invertida en la que quede alineada la cabeza y el cuello con la espalda. Mantén la postura durante unos momentos. Ponte otra vez a cuatro patas y desliza las manos hacia atrás justo debajo de los hombros y pasa el pie izquierdo entre las manos.

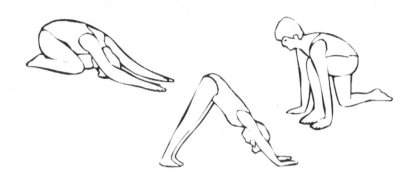

Puntos positivos

- Desarrolla la conciencia y el control de la respiración.
- Fortalece los pulmones y alivia las afecciones bronquiales.
- Efectúa un masaje en el corazón.
- Contribuye a un estado de calma y serenidad.
- Ayuda a tranquilizar la mente.
- Fortalece el sistema inmunológico.

60 Saludo al sol IV

Avanza con el pie derecho y las rodillas flexionadas, de modo que queden los dedos de manos y pies alineados. Apoya el pecho en los muslos y relájate. Inspira mientras te levantas y estiras los brazos por encima de la cabeza, arqueando la espalda. Espira y junta las palmas de las manos frente al pecho. Relájate y efectúa cinco respiraciones uniformes. Luego vuelve a repetir la secuencia empezando en primer lugar con la pierna izquierda.

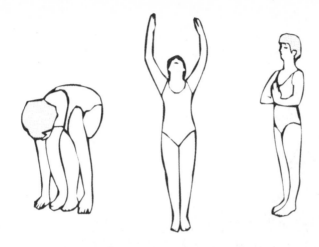

Puntos positivos

- Desarrolla la conciencia y el control de la respiración.
- Fortalece los pulmones y alivia las afecciones bronquiales.
- Efectúa un masaje en el corazón.
- Contribuye a un estado de calma y serenidad.
- Ayuda a tranquilizar la mente.
- Fortalece el sistema inmunológico.

Saludar al sol
es una formidable manera
de empezar el día.

Otros títulos de **Vital**

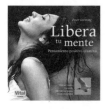

Libera tu mente. Peter Greining

El pensamiento positivo produce resultados magníficos y sorprendentes en nuestra relación con nosotros mismos y con los demás. Nos ayuda a mantener una buena comunicación con nuestro cuerpo, mejora nuestra salud, crea prosperidad y riqueza material en nuestra vida y sana las heridas emocionales del pasado. Este libro ofrece consejos para fomentar el desarrollo espiritual y físico y herramientas para personalizarlos.

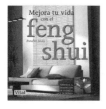

Mejora tu vida con el feng shui. Futabei Shoki

El feng shui es una forma de geomancia que tiene como fin la mejora de la salud y que se aplica a la decoración, la arquitectura y el diseño. Combinando los elementos que nos rodean de una manera determinada, armonizamos la energía que nos envuelve. De esta manera favorecemos aspectos como la prosperidad o las relaciones personales o familiares. Ordena tu hogar y transforma tu existencia con las energías positivas

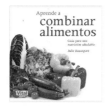

Aprende a combinar alimentos. Julie Davenport

Sigue los principios básicos de la combinación de alimentos para conseguir una vida saludable. Julie Davenport es una reconocida dietista, especialista en salud y bienestar que en esta obra nos explica que nuestro organismo es una máquina de precisión que funciona cuando el aparato digestivo y todo el metabolismo enzimático pueden funcionar con normalidad. Seguir una dieta saludable combinando alimentos de forma armónica es una garantía de futuro.

Otros títulos de Vital

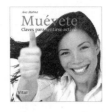

Muévete. Claves para sentirnos activos. Ana Molina

¡Cambia de actitud! ¡Entra en acción potenciando tus recursos personales! Este es un manual práctico para estar activo en tu día a día. Mediante sencillos consejos conseguirás cambiar tu actitud y convertirte en una persona emprendedora y llena de energía. Además, te proporcionará una nueva visión de tu entorno laboral que te otorgará mayor libertad y la posibilidad de invertir en tu futuro.

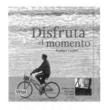

Disfruta el momento. Raphael Cushnir

Sucede, muchas veces, que ante situaciones difíciles, nos encerramos en nuestro propio caparazón y nos blindamos al exterior. En ese momento perdemos buena parte de la energía que nos permite crecer y madurar como seres humanos. Para evitar estas situaciones este libro nos enseña de qué modo volver a disfrutar de la vida y del entorno que nos ha tocado vivir.

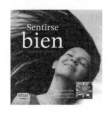

Sentirse bien. Wayne W. Lewis

El autor de este libro nos propone un fascinante acercamiento a lo más recóndito de nuestra mente, de nuestro cuerpo y de nuestro espíritu con el fin de sacar a la luz toda aquella energía inconsciente que se esconde tras nuestros actos.

Otros títulos de **Vital**

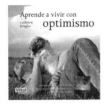

Aprende a vivir con optimismo. Catherine Douglas

Este libro nos presenta un resumen de las más eficaces ideas y consejos para alcanzar las metas que nos propongamos.La autora nos enseña cómo motivarnos aplicando las técnicas del pensamiento positivo, desarrollo de la autoestima, afirmaciones, visualizaciones, autosugestión, etc. Catherine Douglas nos ahorra teoría y va directamente a lo práctico, aportando consejos que pueden aplicarse de manera inmediata.

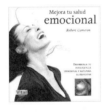

Mejora tu salud emocional. Robert Cameron

Este libro trata ante todo de ti. Está centrado en tus emociones, en tu aptitud individual para crear una fuerte autovaloración para aumentar gradualmente tu autoestima. Es una guía muy práctica diseñada como un viaje en el que podrás abordar los momentos en que has modelado tu personalidad, tu representación de la realidad y la forma en que ésta se proyecta hacia los demás.

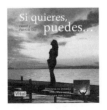

Si quieres, puedes. Daniel y Patricia Day

Los autores han conseguido con esta obra que miles de personas vuelvan a confiar en sí mismas. Los autores nos proponen numerosos ejercicios de meditación, afirmaciones y consejos que te ayudarán a confiar en tu sabiduría intuitiva y también a mejorar emocional y espiritualmente para conseguir una vida más intensa y sobre todo, feliz.

Otros títulos de **Vital**

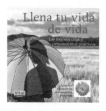

Llena tu vida de vida

¡Lo mejor que se ha dicho y escrito en el ámbito de la superación personal! He aquí un conjunto de citas inspiradoras y positivas que son algo más que meras palabras, son sabias reflexiones sobre valores universales como el amor, la amistad, la felicidad o la sabiduría y que pueden servirte en cualquier ocasión para potenciar tu entusiasmo, tu pasión y tu compromiso con la vida.

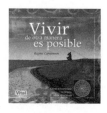

Vivir de otra manera es posible. Regina Carstensen

Cómo podemos simplificar nuestra vida y hacer que nos sintamos más libres? Gracias a las innumerables propuestas de este libro, que ha sido un gran éxito de ventas en Alemania, aprenderemos a decir no, a liberarnos de los sentimientos de culpa y a encontrar el equilibrio en nuestra rutina laboral, consiguiendo así encontrar el tiempo necesario para disfrutar de la alegría de vivir.

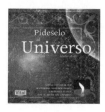

Pídeselo al Universo. Bärbel Mohr

Un manual para aprender a interpretar las señales que nos envía el Universo. Cada vez hay más personas que perciben con toda claridad la voz de su intuición. Para poder escuchar la voz interior resulta suficiente con un poco de entrenamiento, recostarse unos minutos, respirar adecuadamente y percibir el propio ser y el contacto con el Universo. Porque si uno es feliz, puede tenerlo todo y no necesitar nada.